.

THIS JOURNAL BELONGS TO

....

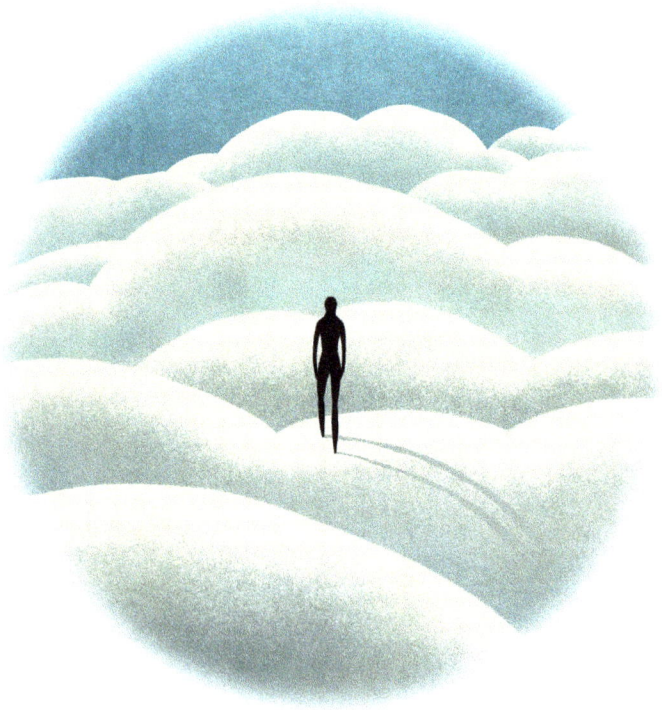

_____ / _____ / _____

_____ / _____ / _____

___ / ___ / ___

_____ / _____ / _____

_____ / _____ / _____

_____ / _____ / _____

_____ / _____ / _____

_____ / _____ / _____

_____ / _____ / _____

_____ / _____ / _____

_____/_____/_____

_____ / _____ / _____

_____ / _____ / _____

_____ / _____ / _____

_____ / _____ / _____

_____ / _____ / _____

_____ / _____ / _____

_____ / _____ / _____

_____ / _____ / _____

_____ / _____ / _____

_____ / _____ / _____

_____ / _____ / _____

_____ / _____ / _____

_____ / _____ / _____

_____ / _____ / _____

_____ / _____ / _____

_____ / _____ / _____

_____ / _____ / _____

_____ / _____ / _____

{ 49 }

_____ / _____ / _____

_____ / _____ / _____

_____ / _____ / _____

_____ / _____ / _____

_____ / _____ / _____

_____ / _____ / _____

_____ / _____ / _____

_____ / _____ / _____

_____ / _____ / _____

_____ / _____ / _____

_____ / _____ / _____

_____/_____/_____

_____ / _____ / _____

_____ / _____ / _____

_____ / _____ / _____

_____ / _____ / _____

_____ / _____ / _____

_____ / _____ / _____

_____ / _____ / _____

_____ / _____ / _____

_____ / _____ / _____

_____ / _____ / _____

_____/_____/_____

_____ / _____ / _____

_____ / _____ / _____

_____ / _____ / _____

_____ / _____ / _____

_____/_____/_____

____ / ____ / ____

_____ / _____ / _____

_____/_____/_____

_____ / _____ / _____

_____ / _____ / _____

_____ / _____ / _____

_____ / _____ / _____

_____ / _____ / _____

_____ / _____ / _____

_____ / _____ / _____

_____ / _____ / _____

_____ / _____ / _____

_____ / _____ / _____

_____ / _____ / _____

_____ / _____ / _____

_____ / _____ / _____

_____ / _____ / _____

_____ / _____ / _____

_____ / _____ / _____

___ / ___ / ___

_____ / _____ / _____

_____ / _____ / _____

_____ / _____ / _____

_____ / _____ / _____

_____ / _____ / _____

_____ / _____ / _____

_____ / _____ / _____

_____ / _____ / _____

_____/_____/_____

For general information on our other products and services or to obtain technical support, please contact our Customer Care Department within the United States at (866) 744-2665, or outside the United States at (510) 253-0500.

Rockridge Press publishes its books in a variety of electronic and print formats. Some content that appears in print may not be available in electronic books, and vice versa.

Interior and Cover Designer: Patricia Fabricant
Art Producer: Megan Baggott
Editor: Brian Sweeting
Production Editor: Matthew Burnett
Production Manager: Jose Olivera
Illustrations © 2021 Toni Demuro

ISBN: 978-1-63878-644-3
R0